AF401366

MOYENS DE PRÉVENIR

LES

INHUMATIONS PRÉCIPITÉES

PAR LE Docteur MAZE

MÉMOIRE RÉCOMPENSÉ par l'Institut de France
(Académie des Sciences) — Prix DUGASTE, 1890.

Prix : 2 francs

PARIS

NOBLET ET FILS, IMPRIMEURS-ÉDITEURS

13, RUE CUJAS.

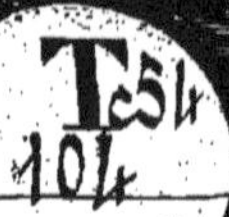

T 54
104

SIGNES DE LA MORT

ET

MOYENS DE PRÉVENIR

LES

INHUMATIONS PRÉCIPITÉES

54
c
104

DU MÊME AUTEUR

Des Névralgies au point de vue de leur étiologie et de leur traitement. — Paris, 1874.

Collaboration au journal *le Médecin*, moniteur de la santé publique, vulgarisation des sciences médicales et naturelles. — Paris, Varia-passim, année 1877.

Hygiène et éducation de la première enfance (Médaille de bronze de la Société Française d'Hygiène de Paris, 1878).

Des Vers intestinaux comme cause de maladies chez les enfants, etc., avec figures (Médaille d'argent de la Société protectrice de l'Enfance de Lyon, 1878).

De l'influence qu'ont exercée et que pourront exercer les Sociétés protectrices de l'enfance, etc. (Médaille d'or de la Société protectrice de l'Enfance de Lyon. Prix de l'année 1879).

Plans et devis pour la construction d'un nouvel hôpital au Havre (en collaboration avec M. Toutain, architecte), 3ᵉ prix du concours. — Le Havre, 1880.

De l'allaitement artificiel des nouveau-nés. — Le Havre, 1883.

Convulsions de l'enfance. Diagnostic et traitement. — Le Havre, 1886.

De l'organisation des Bureaux de bienfaisance et du service médical et pharmaceutique pour le traitement des indigents de la Ville de Paris. — Le Havre, 1889.

Étude sur la vie et les œuvres de feu le professeur Bonisson (de Montpellier), avec portrait. — Le Havre, 1890.

Essai de Formulaire pour les Bureaux de bienfaisance. — Le Havre, 1890.

La Variole, la vaccine, les revaccinations. — Le Havre, 1890.

Valeur et effets soit du lait cru et tiédi au bain-marie, soit du lait bouilli, dans l'allaitement artificiel des enfants du premier âge. — Le Havre, 1891.

Conférences pratiques faites aux écoles d'apprentissage et d'apprentis mécaniciens pour la marine du Havre, sur les accidents qui peuvent s'y produire et les premiers soins à donner aux blessés. — Le Havre, 1891-1892.

« *L'égalité devant la mort.* »

SIGNES DE LA MORT

ET

MOYENS DE PRÉVENIR

LES

INHUMATIONS PRÉCIPITÉES

PAR LE **Docteur MAZE**

MÉMOIRE RÉCOMPENSÉ par l'Institut de France
(Académie des Sciences) — Prix DUGASTE, 1890.

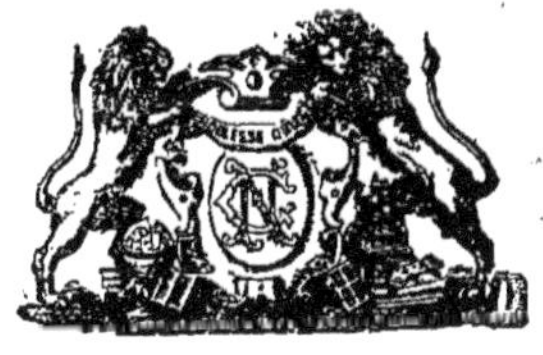

PARIS

NOBLET ET FILS, IMPRIMEURS-ÉDITEURS

13, RUE CUJAS

INSTITUT DE FRANCE — ACADÉMIE DES SCIENCES

Séance publique annuelle du lundi 29 décembre 1890.

—

La Commission du Prix Dugaste était composée de MM. Bouchard, Charcot, Marey, Verneuil, commissaires; Brown-Séquard, rapporteur.

Voir également : Comptes-rendus de l'Académie des Sciences, n° 3, 19 janvier 1891.

Il a été tiré vingt-cinq exemplaires numérotés
sur papier de hollande.

« *L'égalité devant la mort.* »

Nous lisons dans l'*Union Médicale*, numéro du 4 janvier 1890, au feuilleton, signé Simplissime, les lignes qui suivent :

« Quatrelles, dans le *Figaro* du 1er janvier, dit avoir lu le cas d'un paysan des environs de Rodez que l'on a mis en terre après une attaque de paralysie et vingt-quatre heures de rigidité parfaite. Le fossoyeur entend le lendemain plusieurs coups frappés à l'intérieur de la bière ; il fuit à toutes jambes et, arrivé chez lui, s'évanouit. Revenu à lui, il raconte ce qu'il a entendu. La foule court au cimetière, on ouvre le cercueil ; le malheureux paysan, encore chaud, venait de mourir asphyxié. »

Ainsi raconté, cela peut faire une grande impression sur la foule ; mais la rédaction pèche beaucoup au point de vue scientifique. En effet, ce qui frappe surtout, et ce qui paraît être dans le récit le point capital destiné à prouver que le défunt avait été enterré vivant, c'est que le malheureux paysan était encore chaud. Or, on sait très bien ce qui se passe après la mort : le cadavre devient rigide, puis, sous l'influence des putréfactions qui s'y développent, se ramollit et devient chaud. C'est très probablement ce qui s'est passé dans le cas actuel : le cadavre était rigide au moment où on l'a enseveli dans son cercueil, puis il s'est putréfié, et on l'a trouvé chaud lorsqu'on a ouvert la bière. Quant aux bruits perçus par le fossoyeur, de quelle nature étaient-ils? Comment a-t-il pu reconnaître qu'ils provenaient de l'intérieur d'un cercueil recouvert de six pieds de terre, ce qui amortit singulièrement les bruits? Voilà ce qu'il est difficile d'expliquer.

Quatrelles, s'élevant contre le danger des inhumations prématurées, cite encore à l'appui de sa thèse « certaine artiste du Gymnase, mignonne à plaisir, qui avait quelque peu tourné la tête au roi Victor-Emmanuel lors de son voyage à Paris. » Elle mourut quelque temps après le départ de son illustre adorateur. On voulut la changer de tombe, ce qui nécessita que son cercueil fût ouvert : on constata qu'elle s'était « rongé l'épaule. »

Ce récit manque encore un peu de raison démonstrative et convaincante. Pour me convaincre que la malheureuse artiste s'était elle-même rongé l'épaule, M. Quatrelles aurait dû ajouter au moins deux détails, à savoir : que la plaie était saignante ou avait saigné, et qu'on avait retrouvé des fragments de chair dans l'estomac du cadavre. Faute de ces preuves, je reste incrédule, car l'épaule a tout aussi bien pu être dévorée par un rat que par la défunte.

Je n'ai pas assez présente à l'esprit l'histoire d'il y a vingt ans pour me rappeler ce qui se passa alors ; mais il paraît, d'après Quatrelles, qu'un projet de loi fut soumis aux Chambres pour éviter le retour de pareilles atrocités. Le gouvernement proposait la création de salles d'attente dans les cimetières. On trouva la dépense excessive. Un député s'écria : « On constate d'ailleurs, Messieurs, fort peu d'enterrements prématurés. »

Quatrelles somme le ministre de l'intérieur de faire rechercher dans les archives le nom de ce misérable, et,

si cet assassin est encore vivant, de le faire enterrer.
Cela fera un cas de plus. Evidemment, c'est ce député
qui est la cause de l'enterrement prématuré du malheureux paysan des environs de Rodez.

Maintenant, c'est le tour des médecins. « J'entends
qu'à l'avenir, dit le trop spirituel fantaisiste du *Figaro*,
tout médecin qui aura constaté un décès à tort et donné
un vivant à enterrer, soit enfoui à sa place. La victime,
extraite du cercueil en quelque état qu'elle soit, sera pour
quelque temps installée dans la famille du coupable, dont
elle occupera partout la place. Tout médecin en contravention subira : pour une première erreur, huit jours de
cercueil cellulaire; quinze jours la seconde fois; un mois...
Il me semble inutile d'en prévoir davantage. Je doute
qu'un seul docteur recommence... »

Tout cela est bel et bon; mais d'abord, cher Quatrelles, avant de vouloir rendre les médecins responsables
des erreurs qu'ils peuvent commettre dans la constatation
d'un décès, il faudrait qu'ils pussent, à l'aide d'un procédé infaillible, affirmer que le sujet soumis à leur appré-
ciation est bien et dûment défunt. Or, ce moyen... (fré-
missez!) n'existe pas scientifiquement. Beaucoup de
médecins, et des plus éminents, le professeur Bouchut,
entre autres, ont recherché un signe qui permît de faire
cette constatation sans commettre d'erreur, et leurs
études, malgré leur minutie et leur précision, ont été re-
connues insuffisantes. A telles enseignes que l'Académie
des Sciences a proposé comme sujet d'un de ses prix pour
l'année 1890 (prix Dugaste, 2,500 francs), la question :
« Des signes diagnostiques de la mort et des moyens de
prévenir les inhumations précipitées. » Et malgré cette
somme, je n'ose pas encore assurer que le prix sera
décerné.

Vous voyez, mon cher Quatrelles, qu'il faudra encore
attendre un peu avant de condamner les médecins à rem-

placer dans la tombe les malheureux qu'ils auront déclarés défunts. Quant à votre moyen de conserver pendant un certain temps les cadavres supposés, que deviendrat-il en temps d'épidémie, comme actuellement, par exemple, où la mortalité, à Paris, est de plus de quatre cents personnes par jour ? Où loger tous ces clients ? Réfléchissez encore un peu, s'il vous plaît, avant de lancer les ministres dans la voie où vous voulez les engager.

La mort est la cessation complète et définitive de tous les actes organiques dont l'ensemble constitue la vie de l'individu.

Signes de la mort. — Il n'est peut-être pas de question qui ait plus préoccupé l'opinion publique. Tout d'abord, il faut reconnaître l'exagération et les termes très souvent imaginaires qui ont été suscités à ce propos. Le professeur Tourdes dit : « L'idéal cherché était un signe pathognomonique, constant, irréfragable, facile à constater pour tous; les uns le placèrent dans l'extinction d'une fonction importante, les autres dans une modification organique. Si la certitude absolue semblait se refuser à chacun de ces travaux de détail, bientôt on s'aperçut que le problème était résolu et que l'ensemble et l'association des caractères fournissent les éléments d'un diagnostic certain. »

Les paroles que nous venons de citer ne nous paraissent pas exactes. Certainement, pour nous servir d'un exemple, le médecin, le plus souvent, arrive à diagnostiquer une maladie par l'ensemble des symptômes; mais, combien il est plus sûr de son diagnostic quand il existe un signe pathognomonique de l'affection dont il a à s'occuper. Il y a bien peu de signes pathognomoniques en pathologie : on peut citer la *crépitation des fractures*, les *râles crépitants* et les *crachats rouillés* de la pneumonie, le *sillon de la gale;* mais on n'en trouverait pas beaucoup d'autres (professeur Fournier ; *leçon sur la gale*). Or, à notre avis, le signe pathognomonique de la mort existe, il est connu depuis longtemps ; mais comme, pour le vérifier, il faut procéder autrement qu'on ne l'a fait jusqu'alors pour les inhumations, on a laissé ce signe de côté, parce qu'il nous coûtait de rompre avec nos habitudes et les usages reçus, pour s'occuper de tous les autres signes et arriver par leur ensemble à un diagnostic par à peu près.

D'abord, dans la pratique (et c'est ce qu'il faut voir), passe-t-on en revue tous les signes dont nous allons nous occuper? C'est donc l'inverse de ce qui se passe, ou devrait se passer, que nous proposons d'adopter, à savoir : laisser de côté tous les signes plus ou moins importants, pour ne s'adresser qu'au seul signe certain, constant, irréfragable, facile à constater par tous, pathognomonique ou caractéristique, *la putréfaction*.

On a divisé les signes de la mort en certains et incertains, en fonctionnels et en organiques ; sans nous attacher à aucune division spéciale, nous passerons successivement en revue :

1° La perte des facultés intellectuelles ;
2° L'aspect général ;
3° L'abolition de la sensibilité ;
4° La perte du mouvement et de la contractilité musculaire ;
5° L'abaissement de la température ;
6° L'absence de la respiration ;
7° L'absence de la circulation et l'état du sang ;
8° Le relâchement de tous les sphincters ;
9° Les signes fournis par l'examen du fond de l'œil à l'ophthalmoscope (Bouchut) ;
10° La rigidité cadavérique ;
11° La putréfaction.

I. — LA PERTE DES FACULTÉS INTELLECTUELLES

La perte des facultés intellectuelles s'observe plus ou moins dans la catalepsie, la syncope, l'asphyxie, l'apoplexie; ce n'est donc pas là un signe certain de la mort, et nous ne nous y arrêterons pas plus longtemps. Ajoutons seulement que dans la catalepsie, la syncope, l'asphyxie, l'apoplexie, il y a persistance des bruits du cœur.

II. — ASPECT GÉNÉRAL

La face cadavérique ou cadavéreuse, la pâleur mortelle n'existe pas chez les individus morts d'accident ou de maladie aiguë et on peut les observer pendant la vie. Quelques auteurs attachent une certaine importance à l'abaissement de la mâchoire inférieure et à l'ouverture des yeux et de la bouche.

Signes fournis par l'examen de l'œil (sans instrument), affaissement et flaccidité du globe oculaire. — L'affaissement a lieu aussitôt après la mort, par suite de l'arrêt de la circulation. La flaccidité se montre un peu plus tard et serait due à l'évaporation des liquides, principalement de l'humeur aqueuse. Louis disait, en parlant du ramollissement de l'œil : « Il n'y a aucune maladie, aucune révolution dans le corps humain qui puisse opérer un pareil changement; ce signe est caractéristique, j'ose le donner comme indubitable. » Malgré toute l'autorité de Louis, nous ne saurions être aussi affirmatifs; dans tous les cas, ce signe n'est pas facile à constater pendant les premières heures qui suivent le décès.

Insensibilité de la conjonctive et de la cornée transparente;

perte de l'éclat de l'œil et de la transparence des milieux. — Le premier de ces signes est une bonne preuve de l'abolition de la sensibilité (on sait combien la conjonctive et la cornée sont sensibles) mais il existe dans l'anesthésie et l'asphyxie incomplète. Quant au second signe, la transparence des milieux peut persister une douzaine d'heures après la mort.

Obscurcissement des yeux ou formation d'une toile glaireuse très fine sur la cornée transparente. — Ce signe, qui a une grande valeur pour le vulgaire, est plutôt pour lui un indice de mort prochaine. Que de fois, nous avons entendu ces mots prononcés, hélas ! devant des moribonds qui pouvaient entendre « il a les yeux de la mort ». Ce n'est donc pas une preuve irréfragable de la mort.

Dilatation de la pupille. — Elle se produit en même temps que le relâchement des autres sphincters. Bouchut a beaucoup insisté sur ce fait qui a lieu rapidement et qui, de plus, est facile à constater. D'abord, cette dilatation peut manquer ; maintenant, il ne faut pas oublier qu'elle se produit sous l'influence de la belladone et surtout après l'administration de son alcaloïde, l'atropine ; il faudrait donc s'enquérir si le malade n'a pas pris de la belladone ou de l'atropine. On sait aussi que certaines affections cérébrales peuvent entraîner la dilatation de la pupille.

Immobilité et déformation de l'iris. — Une heure ou deux après la mort, l'iris reste immobile et insensible à l'action de la lumière. La déformation commence au moment où la dilatation diminue, mais elle ne devient manifeste, que lorsque l'affaissement de l'œil se produit. Nous avons vu que ce dernier signe ne se produisait que plusieurs heures après la mort.

Tache noire de la sclérotique. (Sommer, Dʳ Larcher.) — La sclérotique prend une teinte jaunâtre deux ou trois heures après la mort ; cette teinte devient plus prononcée sur un point et se transforme en une tache bleuâtre ou noirâtre. La tache apparaît presque toujours du côté externe de l'œil; une fois formée, elle est noire, de forme longue ou ovale. Une autre tache, moins prononcée, se forme ensuite sur le côté interne; plus tard, les deux taches se rapprochent et forment un segment d'ellipse à concavité inférieure. Le D⁻ Larcher attribue cette tache à l'imbibition cadavérique.

L'attitude dans les cas de maladie est le décubitus dorsal. Elle est souvent déterminée par la pesanteur et par la situation du corps au dernier moment de la vie. Dans le tétanos, l'empoisonnement par la strychnine, on constate une raideur qui maintient le corps dans une attitude contraire aux lois de la pesanteur.

a) La flexion du pouce, résultat d'une dernière contraction musculaire pendant l'agonie manque souvent, sept fois sur dix, d'après le D⁻ Josat; et elle existe à peu près dans la même proportion avant la mort consommée. On a signalé encore comme signe de la mort : *Le défaut de redressement de la mâchoire, quand elle a été abaissée avec force.* On comprend qu'on peut difficilement mettre cette expérience à exécution en présence des familles, à moins qu'elles ne la réclament et encore ce signe ne présente pas de garantie certaine.

b) La perte de transparence des tissus de la main.

c) La disparition, à la surface du corps, du bourdonnement, des pétillements ou grésillements perçus par le dynamoscope du D⁻ Collongues (communication à l'Académie des Sciences de *l'invention de la dynamoscopie*, par le D⁻ Collongues en 1856).

Pour le D⁻ Collongues, l'absence du bourdonnement de la surface du corps est le signe le plus certain de la mort; cette opinion est facilement réfutable : en effet, nous lisons dans le Dictionnaire de Médecine de Nysten (12ᵉ édition) : « L'absence du bourdonnement à l'extrémité des doigts est l'augure d'une mort certaine; dans les paralysies complètes, le bourdonnement est nul; dans les maladies avec perte de connaissance, épilepsie, catalepsie, apoplexie, le bourdonnement peut se supprimer long-temps. Immédiatement après la mort le bourdonnement persiste, il est seulement très affaibli; il est un point dans les régions précordiale et épigastrique où il est plus évident que partout ailleurs. La durée du bourdonnement après la mort varie de la dixième à la quinzième heure; il suit une loi de retraite des extrémités vers le centre. »

Pour nous, tous ces faits ne nous semblent pas assez positifs, ils nous paraissent même quelque peu confus et pouvant induire en erreur.

d) *La vacuité des carotides*. — Mais comment s'assurer d'une manière certaine que les carotides sont vides ?

Il ne viendra à aucun médecin l'idée d'ouvrir la carotide en cas de mort apparente.

Revenons aux signes fournis par l'aspect général : *les lividités cadavériques et les vergetures*. L'objection la plus sérieuse que l'on peut faire à ces signes, c'est qu'ils peuvent déjà se manifester pendant l'agonie.

III. — PERTE DE LA SENSIBILITÉ

Elle doit être constatée de façon qu'en cas de rappel à la vie, les moyens employés ne laissent subsister ni blessures graves, ni infirmités.

Le plus souvent, on a recours aux frictions énergiques, aux vésicatoires avec l'ammoniaque, à l'acupuncture, aux ventouses et aux brûlures. Ces différents procédés sont de préférence appliqués au niveau du sternum, à la région précordiale, à l'épigastre; pour l'acupuncture, aux extrémités des doigts et des orteils, ainsi qu'à la plante des pieds.

Desgranges de Lyon et Josat, d'après Paul Labarthe, ont signalé le mamelon comme étant le siège de la sensibilité la plus vive. Josat a imaginé une pince spéciale dont les bords sont pourvus d'aiguillons qui s'enchevêtrent en pénétrant dans le mamelon; ce procédé lui a permis de constater une mort apparente et de déjouer la ruse d'un magnétiseur dont la volonté avait résisté à tous les autres moyens douloureux.

La brûlure démontre non seulement l'extinction de la sensibilité, mais encore l'absence de certaines réactions de l'organisme vivant, à savoir: la phlyctène séreuse et l'auréole inflammatoire. On se sert de l'eau bouillante, du fer rouge, de la flamme d'une bougie, d'une lampe à esprit-de-vin, de la cire brûlante, etc.

Jamais, sur le cadavre, on n'observe la phlyctène séreuse, ni la coloration rouge. Ce signe a une grande valeur et peut se reconnaître immédiatement, ou peu de minutes après la mort; mais est-il souvent mis en pratique pour constater un décès?

Rayer a fait l'importante observation que les agonisants pouvaient être rappelés à la vie pendant quelques minutes par les applications du *Marteau de Mayor*. L'emploi du marteau de Mayor rend des services dans les cas d'asphyxie par strangulation, par immersion, par inspiration des gaz délétères, dans l'empoisonnement par l'acide cyanhydrique, par les strychnées, la ciguë, dans les cas de fièvre intermittente pernicieuse, etc.

IV. — PERTE DU MOUVEMENT ET DE LA CONTRACTILITÉ MUSCULAIRE

Les muscles de la vie de relation restent contractiles de sept à huit heures après la mort. Les muscles de la vie organique perdent plus promptement leur contractilité. Ce sont les courants induits, courants d'induction ou courants interrompus, que l'on emploie pour la constatation

de la mort, soit que l'on se serve d'appareils électro-ma-
gnétiques ou volta-électriques, ou bien d'appareils ma-
gnéto-électriques. On préfère les premiers comme plus
portatifs que les seconds, qui fournissent des courants suffisamment forts, mais qui nécessitent toujours un aide qui
tourne la manivelle.

Les courants d'induction déterminent chez le vivant la
contraction brusque et permanente des muscles striés. Ils
mettent les muscles dans un état de contraction tétanique due
à la rapidité des interruptions. Sur les fibres musculaires
lisses, les courants d'induction donnent une contraction sur
les points en contact avec les pôles. L'absence de toute contraction musculaire sous l'influence d'un appareil d'électricité d'induction capable de dégager des étincelles de un à
deux millimètres, ou de un à deux centimètres, suivant
l'instrument employé, peut être considéré comme un signe
de mort.

V. — ABAISSEMENT DE LA TEMPÉRATURE

Ce signe, considéré autrefois comme incertain, a pris
une certaine importance depuis que les recherches ther-
mométriques ont acquis plus de précision.

Il faut d'abord déterminer le temps nécessaire pour le
refroidissement du corps et l'équilibre de sa température
avec l'air ambiant. Ce temps varie suivant le genre de
mort, l'obésité, l'âge, la température extérieure. Au bout de
deux ou trois heures, la température du cadavre descend entre 18 et 34°; au bout de quatre à six heures, elle oscille entre 16 et 30°; après six ou huit heures, elle est entre 18 et
26°; après douze heures, entre 13 et 26°. L'équilibre avec la
température ambiante est rétabli de seize à vingt-quatre
heures après la mort.

Il faut ensuite déterminer le degré de température in-
compatible avec la vie. D'après les Drs Sivas et Bouchut, on

BIBLIOTHÈQUE NATIONALE — IMPRIMÉS

2

peut considérer la mort comme certaine, lorsque le thermomètre s'abaisse graduellement à 28 ou 27°. Il faut répéter
l'observation thermométrique plusieurs fois dans l'aisselle et
le rectum et constater l'abaissement de la température en
tenant compte de la chaleur extérieure.

On voit par ce que nous venons de dire que ce moyen
exige du temps puisqu'il doit être répété plusieurs fois; de
plus, pour bien introduire le thermomètre dans le rectum,
il faut mettre le cadavre sur le côté et l'y maintenir un certain temps, ce qui, vis-à-vis de la famille, n'est guère prati-
cable; aussi, croyons-nous qu'on a rarement recours à ce
procédé pour constater la mort.

VI. — ABSENCE DE LA RESPIRATION

Constatée à l'aide d'un miroir, d'une bougie placée devant
la bouche, elle est un signe des plus incertains. On a vu, en
effet, la glace conserver son éclat chez des asphyxiés et chez
des hystériques qui ont été rappelés à la vie. L'immobilité
du thorax, très difficile à constater, est un signe tout aussi
douteux. L'auscultation serait meilleure si l'on ne savait
que la respiration peut être diminuée, au point de devenir
insensible. D'ailleurs, la respiration s'éteint avant la circulation, et l'on peut encore entendre quelquefois les bruits
du cœur alors que l'on n'entend plus aucun murmure res-
piratoire.

VII. — ABSENCE DE LA CIRCULATION

On sait que la cessation définitive des battements du cœur
et de la circulation entraîne celle de la respiration et des
fonctions du système nerveux, lorsqu'elle n'en a pas été pré-
cédée. C'est donc là un signe assez certain.

Mais quand peut-on affirmer que la cessation de la circulation est définitive? Les plus longues intermittences des bruits du cœur qui aient été constatées par l'auscultation durant les agonies, ont été de *sept secondes*.

Dans un rapport fait à l'Académie de Médecine (29 mai 1848, MM. Duménil, Andral, Magendie, Serr, Rayer, rapporteur), sur un mémoire de Bouchut, en réponse à un prix proposé, travail qui a été couronné par ce corps savant, le rapporteur de la Commission s'exprime ainsi : « L'auteur aborde la première question posée par l'Académie : Quels sont les caractères des morts apparentes? Les observations et les expériences de M. Bouchut l'ont conduit à ce résultat, savoir : que toutes les morts apparentes, et, en particulier, celles qui sont dues à l'asphyxie et à la syncope, présentent, quelle que soit la diversité de leurs symptômes, un caractère commun, la persistance des battements du cœur, caractère qui les distingue de la mort réelle.

« Ce fait capital, dans l'histoire des morts apparentes, a fixé d'une manière toute particulière l'attention de vos commissaires. Non seulement ils ont répété les observations de M. Bouchut sur la persistance des battements du cœur, dans les cas de mort apparente ; mais encore ils ont fait de nouvelles expériences pour mettre dans tout son jour la valeur de ce caractère...

« Dans ces expériences, vos commissaires ont produit la syncope à tous les degrés, et l'ont portée souvent au degré le plus voisin de la mort, et, quelquefois, jusqu'à la mort même...

« Or, dans cet état de syncope, les battements du cœur pouvaient être facilement perçus à l'auscultation ; seulement, il n'était pas toujours facile de distinguer les deux temps, etc.

« En résumé, nos observations sur l'homme et nos expériences sur les animaux, expériences dans lesquelles la syncope a été portée au degré le plus grave que l'on puisse imaginer, ont pleinement confirmé le fait sur lequel l'auteur du Mémoire a tant insisté : à savoir, la persistance des battements du cœur dans la syncope et la perception de ces battements à l'auscultation...

« En résumé, l'apoplexie, le coma épileptique ou hystérique, les empoisonnements par les narcotiques, par les poisons diffusibles, par l'alcool, l'éther, le chloroforme, par l'acide prussique, etc. ; la congélation, l'asphyxie et la syncope, sous toutes leurs formes et à tous leurs degrés, toutes les maladies enfin qui ont été citées comme exemple de morts apparentes, peuvent être distinguées de la mort réelle par la persistance des battements du cœur...

« L'expression d'absence prolongée, employée par l'auteur du Mémoire, pour indiquer la cessation définitive des battements du cœur, n'a pas paru à vos commissaires assez précise, assez pratique. Ils ont pensé qu'il était nécessaire de fixer une limite qui ne laissât aucun doute sur la réalité de la cessation définitive des fonctions de cet organe...

« Votre Commission pense que l'absence des battements du cœur, constatée à l'auscultation sur tous les points où ils peuvent être naturellement ou accidentellement entendus, et, sur chacun, *pendant l'intervalle de cinq minutes*, c'est-à-dire pendant un espace de temps cinquante fois plus considérable que celui qui a été fourni, par l'observation des bruits du cœur, dans les cas d'agonie jusqu'à la mort, ne peut laisser aucun doute sur la cessation définitive des mouvements du cœur et sur la réalité de la mort... Les observations et les expériences de l'auteur et celles de vos commissaires ne laissent aucun doute à cet égard.

« De tout ceci, il résulte évidemment que la persistance des battements du cœur, moyen proposé par M. Bouchut, est un caractère distinctif des morts apparentes et, que la *cessation définitive* des battements de cet organe, constatée à l'auscultation, constitue un signe immédiat et certain de la mort, constatation faite pendant cinq minutes. »

Quoiqu'on ait opposé à cette conclusion de l'Académie, dit le D' A. Lutaud (*Dictionnaire populaire de Médecine usuelle* du D' Paul Labarthe), quelques observations dans lesquelles des malades ont été rappelés à la vie malgré la suppression des bruits cardiaques pendant une demi-heure et plus, on peut admettre que la cessation des battements du cœur, constatée par l'auscultation, est un des meilleurs signes de la mort. Si l'interruption momentanée de la circulation n'est pas une preuve absolue de la mort, on peut renouveler l'auscultation un grand nombre de fois et à quelques minutes d'intervalle, pour tenir compte des intermittences, et on acquerra ainsi la certitude de la mort.

On a appliqué l'acupuncture à la constatation des mouvements du cœur sous le nom d'akidopeirastique. Tourdes décrit, d'après Middeldorf, le procédé de l'acupuncture qui se pratique sur le cœur. Il est facile de constater si l'aiguille de dix centimètres, enfoncée de cinq centimètres seulement, oscille, tremble ou reste immobile. C'est l'innocuité des plaies du cœur, faites sur des animaux à l'aide d'aiguilles très fines, qui a naturellement donné naissance à ce procédé appliqué à l'homme. L'application des ligatures sur l'avant-bras ou sur un doigt, l'application de ventouses scarifiées ont été employées. On sait que sur le vivant, dans la ligature, au-dessous du lien il se produit une coloration violacée qui disparaît sitôt le lien détaché. Rien de semblable ne se produit sur le cadavre.

Pour les ventouses scarifiées, l'impossibilité de tirer du sang indique l'absence de la circulation capillaire. On peut objecter à ces deux signes que les mouvements du cœur peuvent exister sans influencer la circulation capillaire.

L'état du sang fournit des signes de deux ordres. Le premier, la coagulation, qui s'opère de quatre à six heures après la mort, exige tout au moins l'intervention d'un homme de l'art. Les seconds, dits caractères histologiques, exigent non seulement l'intervention d'un homme de l'art, mais l'usage d'un instrument, le microscope. Le dictionnaire de Nysten, 12e édition, par Littré et Robin, signale purement et simplement : l'altération de ce fluide avec passage à l'état crénelé des globules rouges du sang. Les professeurs Feltz et Tourdes, d'après le Dr A. Lutaud (Dictionnaire de Labarthe), signalent diverses modifications dans l'état du fluide nourricier qui, pour eux, sont des indices de la réalité et de la date de la mort : 1° la persistance des globules en pile et de la forme nummulaire pour les premières heures du décès; 2° la disparition des piles, la déformation des globules, qui deviennent rugueux, ridés, parsemés à leur surface de petits grains blancs, fibrineux, après une douzaine d'heures; 3° la réunion en masses irrégulières de ces globules altérés, mêlés, fondus avec quelques globules blancs, distincts après quarante-huit heures et plus; 4° l'apparition des bâtonnets, dont la présence constitue une des phases de la destruction qui dure, en été et en automne, du cinquième au douzième jour ; 5° la dissolution du liquide en granulations fines, avec des globules de graisse et des cristaux de formes diverses. A cette époque, la structure du sang n'est plus à reconnaître.

Comme on vient de le voir, ce sont là des recherches de laboratoire et nous avons un signe pathognomonique, la putréfaction, qui, elle, peut être constatée par de pauvres villageois sans instruction. Mais n'anticipons pas.

VIII. — LE RELACHEMENT DE TOUS LES SPHINCTERS

Nous avons parlé du sphincter de la pupille ; le mot *relâchement* équivaut, on le sait, au mot dilatation, en parlant de cet organe, Rayer, dans son rapport à l'Académie de Médecine, s'exprime ainsi sur le relâchement des sphincters : « Le relâchement brusque et presque instantané de

tous les sphincters, y compris celui de la pupille, est bien
chez l'homme, dans l'immense majorité des cas, l'effet de
la mort et non d'un état morbide ; cependant le relâchement de tous les sphincters a lieu dans beaucoup d'agonies, et certaines affections cérébrales peuvent entraîner,
en même temps que le relâchement des sphincters, la dilatation de la pupille : aussi vos commissaires pensent-ils
que ce signe n'a pas un degré suffisant de certitude. »

On peut observer la dilatation des sphincters dans la syncope, dans l'asphyxie, et les malades ont été rappelés à la
vie dans ces deux cas. Ce signe donc, pour acquérir quelque valeur, a besoin de persister pendant longtemps.

IX. — SIGNES FOURNIS PAR L'EXAMEN DU FOND DE L'OEIL A L'OPHTHALMOSCOPE (BOUCHUT)

L'œil étant le seul point où l'on puisse voir une artère
à découvert et remplie de sang, c'est là où l'on peut aussi
constater la vacuité du système artériel que produit la
mort. En effet, le fond de l'œil, qui était rosé pendant la
vie, se décolore tout à coup, et, après la mort, on observe
les signes suivants : disparition de la papille du nerf optique, vacuité complète de l'artère centrale du nerf optique
et de la rétine, vacuité par place des veines de la rétine,
décoloration grisâtre de la choroïde.

X. — RIGIDITÉ CADAVÉRIQUE

Ce signe, déjà connu de P. Zacchias, médecin à Rome, a
surtout été mis en évidence par Louis. La rigidité cadavérique apparaît au moment où cesse la contractibilité musculaire et est produite par une modification moléculaire et
chimique du système musculaire. Voici l'explication qu'en

donne Tourdes : Le muscle devient acide après la mort, comme à la suite d'efforts violents ; peut-être est-ce réaction habituelle, masquée par le liquide alcalin qui l'imbibe? Quand la circulation s'arrête, l'acidité prédomine et détermine la coagulation de la myosine, matière albumineuse qui remplit la fibre. Cette matière coagulable est comme à l'état de solution concentrée dans le muscle vivant; elle passe après la mort à l'état de grumeaux ; quand on exprime cette substance du muscle, il perd la faculté de se raidir. Le muscle redevient souple quand l'ammoniaque sature l'acide et quand la fibre se désorganise (Dr A. Lutaud).

La rigidité cadavérique commence trois ou quatre heures après la mort ; elle est générale après vingt-quatre heures ; elle diminue ensuite pour cesser après trente-six ou quarante heures. Elle est plus rapide chez les vieillards et chez les sujets affaiblis par les maladies ; elle se manifeste plus tard chez les jeunes sujets et chez ceux qui ont péri de mort violente et principalement chez les asphyxiés par le charbon. Elle se prolonge beaucoup plus longtemps lorsque la température est sèche et froide. Il faut distinguer la rigidité cadavérique de la congélation. L'état des tissus congelés se distingue aisément en fléchissant les jointures : on entend alors un petit bruit comparable au cri de l'étain, et qui est causé par la rupture des petits glaçons renfermés dans le tissu cellulaire (Dr A. Lutaud). La rigidité doit toujours être constatée par un médecin, car dans certaines maladies, le tétanos, par exemple, ce signe peut exister sans que la vie ait cessé. M. J. Bénard, *Moyens de prévenir les inhumations précipitées*, dit : « Si la rigidité cadavérique est alléguée comme signe de mort, auprès d'un magistrat, même par un fonctionnaire ayant l'habitude de constater les décès, cette allégation ne peut être valable, qu'autant qu'elle est appuyée du témoignage d'un homme tout à fait compétent. »

XI. — LA PUTRÉFACTION

Il semble que ce mot est synonyme de mort, tant il est vrai que la mort est une décomposition. Certainement la mort peut exister sans qu'il y ait encore putréfaction ; mais, la putréfaction, quand elle existe, est un signe *certain* de la mort ; c'est un signe relativement tardif, mais quand il se montre, *on peut affirmer indubitablement* qu'il y a mort. La rigidité, elle, peut exister dans le tétanos, l'empoisonnement par les strychnées, etc. Dans la circulaire du 24 décembre 1886, envoyée par le Ministre de l'intérieur à tous les Préfets, et insérée dans le *Bulletin des lois*, nous lisons ce qui suit :

« En ce qui concerne les indices fournis par la putréfaction, vous n'ignorez pas que le public attache une grande valeur à ce signe ; il semble que ce caractère peut être évident pour tous et qu'il ne soit pas possible de s'y tromper. Aussi bon nombre de pétitionnaires demandaient-ils que le corps fût conservé jusqu'au développement de ce phénomène.

« Or, cette opinion si répandue n'est point acceptée par le Conseil de salubrité et d'hygiène.

« En effet, qu'un individu soit atteint de *gangrène* ou de *pourriture d'hôpital*, de fièvre jaune, et qu'alors un état syncopal, comateux ou léthargique se montre, l'erreur sur la mort sera possible pour le vulgaire ; il prendra pour la putréfaction ce qui ne sera que l'effet de la gangrène ou de la pourriture d'hôpital.

« Le médecin seul peut reconnaître la putréfaction cadavérique, parce que la putréfaction a ses lois de développement, son point de départ différent sur le corps, suivant le genre de mort, sa physionomie et son évolution toutes spéciales, ses caractères distinctifs.

« Ainsi, ce que tout le monde indique comme caractère

de la mort, pourrait entraîner à de regrettables erreurs si le médecin n'intervenait pas. »

Pour nous, malgré toute l'autorité du Conseil de salubrité et d'hygiène, nous pensons que le vulgaire, de pauvres villageois sans instruction (car c'est souvent dans les campagnes que les décès ne sont pas constatés), que le public en un mot, saura reconnaître d'une manière certaine et indubitable les signes de la mort réelle par la putréfaction, moyen simple et vulgaire. Pour nous, il ne faut donc pas accuser notre impuissance de ne pas trouver un signe plus précis, c'est, au contraire, une chose toute naturelle, toute logique, et il ne peut exister de meilleur signe accessible à tous : la mort, c'est la décomposition, c'est la putréfaction, et personne ne s'y méprendra.

Elle se reconnaît aux caractères suivants :

1° Coloration bleuâtre, verdâtre ou brunâtre des téguments ;

2° Ramollissement des tissus ;

3° Odeur cadavérique ;

4° Développement de gaz ;

5° Apparition d'organismes accessoires.

D'après Tourdes, la décomposition se révèle par des signes évidents au bout de vingt quatre ou trente six heures, c'est-à-dire au moment où la rigidité cadavérique disparaît ; mais cette époque est nécessairement variable, selon la température, l'humidité, l'état du sujet et le genre de mort.

La putréfaction n'est, en somme, qu'une succession de phénomènes chimiques. L'oxygène de l'air cherche à se combiner avec ceux des matériaux qui entraient dans l'organisme, pour lesquels il a des affinités ; il se dégage des gaz et des liquides tels que : acide carbonique, hydrogène carboné, azote, hydrogène phosphoré et sulfuré, ammoniaque, ammoniaques composées, sels volatils de ces bases, acide acétique, etc. Il se forme aussi des alcaloïdes appelés *ptomaïnes*. Ce sont les ammoniaques composées qui, jointes aux sels ammoniacaux et à l'hydrogène sulfuré, contribuent à donner aux corps en putréfaction leur odeur si fétide, caractéristique, qu'on appelle *émanations putrides*.

La cessation de la vie ne suffit pas pour produire la putréfaction ; il faut de plus la présence de bactéries ou microbes spéciaux, ainsi que l'ont démontré Spallanzani, Appert, Ehrenberg et surtout Pasteur. On empêche la putréfaction en empêchant la formation et le développement des bactéries, c'est-à-dire en maintenant le corps à une température au dessous de 0° ou se rapprochant de 100°, soit en l'imprégnant suffisamment de substances antiseptiques, soit en le mettant dans un milieu complètement privé d'oxygène.

Par ce que nous venons de dire, on conçoit que la putréfaction est plus rapide pendant l'été que durant l'hiver. Elle s'établit d'autant plus vite, que le corps est inhumé moins profondément dans un terrain argileux et humide et présentant une couche épaisse de terre végétale. La nature de la maladie qui a occasionné la mort influe aussi sur la décomposition. On comprend facilement que c'est surtout chez les individus morts de maladies infectieuses et à microbes qu'elle s'opère le plus rapidement.

Nous voudrions réfuter en quelques mots, et sans nous y arrêter longuement (car nous pensons que l'erreur n'est pas possible, même pour le vulgaire), l'assertion du Conseil d'hygiène et de salubrité relativement à la confusion possible entre la putréfaction, la gangrène et la pourriture d'hôpital.

Dans la gangrène et la pourriture d'hôpital, il s'agit d'une putréfaction circonscrite à la partie malade durant la vie, tandis que la putréfaction cadavérique est plus ou moins générale et se manifeste en divers points à la fois. Nous ne parlons pas ici de la différence entre l'odeur *sui generis* de la gangrène et l'odeur cadavérique de la putréfaction. Cette odeur ne peut être confondue par un homme de l'art, mais nous avons dit plus haut que de simples villageois pouvaient reconnaître la putréfaction.

Le Conseil d'hygiène, d'après la circulaire ministérielle du 24 décembre 1866, considère la rigidité cadavérique comme un signe tout aussi certain que la putréfaction, et le Ministre de l'intérieur donne le moyen de la constater:

« S'il s'agit d'un individu vivant, dit-il, dans un état convulsif ou tétanique, et qu'on parvienne à vaincre la raideur de la convulsion, alors, si l'on abandonne le membre à lui-même, il revient brusquement et spontanément à la position contractée qu'il occupait auparavant. »

Le Dʳ Léonce Lenormand, après avoir passé en revue les différents moyens pour constater la mort, déclare que selon lui la putréfaction en est le seul signe infaillible. Du reste, ajoute M. J. Bénard (*Moyens de prévenir les inhumations précipitées*, extrait des publications de la Société havraise d'études diverses, 1853-1854), l'opinion de tous les auteurs est *unanime* à cet égard. La Commission de l'Académie de médecine, dont j'ai parlé plus haut, le reconnaît et le proclame en ces termes :

« M. Bouchut a rappelé les observations qui démontrent la valeur du phénomène de la putréfaction ou de la décomposition cadavérique, considérée comme signe certain de la mort :

« Que la putréfaction générale du corps n'arrivant ordinairement que longtemps après la manifestation des signes précédents (cessation des battements du cœur, rigidité cadavérique, abolition de toute contractilité par l'électricité ou le galvanisme), il n'est pas nécessaire d'attendre le développement de la putréfaction pour déclarer le décès et procéder à l'embaumement ou à l'inhumation.

« Que la possibilité de constater la mort d'une manière certaine, avant le développement de la putréfaction, rend inutile l'établissement de maisons mortuaires semblables à celles qui ont été instituées dans plusieurs villes d'Allemagne, mais qu'il serait à désirer que les cadavres des pauvres pussent être reçus dans des asiles convenables, jusqu'au moment de la sépulture. »

Ici nous ne sommes plus d'accord avec la Commission de l'Académie de médecine ; nous pensons, conformément à la devise que nous avons prise pour épigraphe : « *L'égalité devant la mort*, » que pour procéder à l'embaumement ou à la sépulture des pauvres comme des riches, il est nécessaire d'attendre le développement de la putréfaction, et pour cela nous proposerons, comme M. Jules Bénard, pharmacien au Havre, l'a proposé dès 1853-1854 dans son mémoire publié en 1855, comme l'a proposé en 1868 le Dr Favrot, dans les conclusions de son ouvrage : *Funérailles et sépultures, histoire des inhumations chez les peuples anciens et modernes*, d'accord avec un des hommes les plus compétents, M. Léon Vafflard, auteur d'une *Notice sur les champs de sépulture de la ville de Paris*, 1867, 1 vol., l'établissement des maisons mortuaires.

Dans la séance de l'Académie de médecine du 11 septembre 1888, présidence de M. Hérard, M. le Dr Théodore Bénard, médecin à Saint-Germain-en-Laye a lu un travail sur les règles à suivre pour éviter les inhumations prématurées. L'auteur trouve le délai de vingt-quatre heures imposé pour l'inhumation trop court ; il pense qu'un délai de trente-six ou quarante-huit heures est plus compatible, tant avec le respect dû aux morts qu'avec la prudence nécessaire pour éviter d'enterrer des gens en état de mort apparente.

Si la vérification des décès se fait dans la plupart des grandes villes, elle n'est pas pratiquée ailleurs. C'est une lourde charge pour les communes qui n'ont pas pour cela de médecin spécial ; aussi, les certificats sont-ils donnés par un médecin qui, fort souvent, n'a pas constaté *de visu* ce qu'il certifie. Il faut se rappeler que parfois le médecin vérificateur aurait vingt kilomètres à faire à la campagne pour aller constater le décès ; aussi est-ce une formalité qu'on néglige le plus souvent.

Sur les champs de bataille, des inhumations précipitées ont souvent été faites ; mais il est étrange de remarquer que c'est dans les hôpitaux qu'on a le plus constaté d'ensevelissements en état de mort apparente. On se l'explique, quand on sait que, pour ne pas effrayer les autres malades, on laisse fort peu séjourner les corps dans les salles. Il est certains milieux où les vieillards et même les enfants sont considérés comme de lourdes charges, et l'absence de vérification sérieuse du décès peut aider à cacher certains crimes et par conséquent encourager à les commettre. La façon dont on a l'habitude de disposer les corps aussitôt après la mort présumée, c'est-à-dire l'exposition au froid, les liens mis autour du visage, etc., peuvent aider à transformer une mort apparente en une mort réelle ; il faut donc entourer le corps d'une personne que l'on croit décédée des mêmes soins que pendant la vie, tant que cette mort n'a pas été bien et dûment constatée.

L'auteur émet les conclusions suivantes :

1° La décomposition cadavérique est le seul signe certain de la mort, le médecin ne doit pas délivrer de certificat avant qu'elle ait commencé à se produire ;

2° Il y aurait avantage à créer des dépôts mortuaires où l'on pourrait facultativement transporter les cadavres présumés et attendre le commencement de la putréfaction sans inconvénients ;

3° Il y a nécessité que les officiers de l'état-civil fassent exécuter les prescriptions édictées par la loi. Les habitants doivent être instruits des dangers des inhumations précipitées, et des règlements destinés à y obvier. Ils seront informés que les pratiques habituelles en cas de mort récente, exposent à transformer une mort apparente en une mort réelle ;

4° Le médecin a seul qualité pour constater un décès, et il ne doit pas être procédé à l'inhumation sans un certificat émanant de lui (*Union médicale*).

La Commission de l'Académie de médecine du 29 mai 1848 poursuit en ces termes son rapport : « Si donc ce mode de constatation (la putréfaction) a toujours été rejeté, c'est uniquement à cause des difficultés et des dépenses qu'il entraîne dans son application. De l'examen rapide des quatre principaux moyens proposés pour constater la réalité de la mort (rigidité cadavérique, emploi de l'électricité, cessation des battements du cœur à l'auscultation, putréfaction), il résulte évidemment qu'il est possible à la science d'affirmer, après examen attentif, si la vie a cessé sans retour. La Commission de l'Académie, sans accorder à tous le même degré de confiance, les regarde cependant tous comme des signes certains de mort. »

L'examen attentif que réclame l'Académie peut-il réellement être pratiqué au sein des familles éplorées? Nous ne le pensons pas.

L'Académie parle des difficultés et des dépenses qu'entraînerait la constatation de la putréfaction dans son application. M. Jules Bénard, à la fin de son mémoire déjà cité, écrit avec raison : « Je ne crains qu'une objection, l'éternelle objection qui s'élève contre toutes les améliorations demandées, quelque nécessaires qu'elles paraissent, c'est que tout ce que je propose n'est point dans les habitudes reçues. Je le sais, mais dans certaines circonstances on fait placer les corps dans le dépositoire. Eh bien! changez en règle générale ce qui n'est aujourd'hui qu'une exception, c'est tout ce que je demande. Que cette mesure soit pour le pauvre comme pour le riche, égaux devant la mort.» Enfin M. Jules Bénard termine en appelant l'attention des pouvoirs publics :

1° Sur l'insuffisance de la loi pour prévenir les inhumations précipitées et sur les suites affreuses qui peuvent en résulter.

2° Sur le choix et la nomination d'un médecin chargé spécialement de constater tous les décès de la manière la plus consciencieuse ;

3° Sur l'allocation d'un traitement fixe auquel il aurait des droits incontestables ;

4° Sur la destination bien arrêtée et sur les dimensions qu'il faudra donner aux dépositoires, sur les conditions dans lesquelles il faudra les construire et les disposer pour qu'ils offrent toute sécurité possible à toutes les familles et à toutes les classes.

. Ceci a été imprimé en 1855 au Havre, et écrit spécialement pour la ville du Havre ; mais les améliorations demandées par M. J. Bénard, il y a déjà de cela trente-cinq ans, n'ont reçu aucune solution, au moins en ce qui concerne les dépositoires.

Et pourtant, quand bien même les réformes demandées ne rappelleraient à la vie qu'une personne sur 100,000, ces mesures devraient attirer l'attention de l'humanité tout entière.

En lisant le livre du Dr Favrot, *Funérailles et Sépultures*, on voit que presque tous les peuples anciens ne procédaient pas avec autant de célérité que nous à la sépulture, et qu'il en est de même pour les peuples modernes. Nous ne pouvons entrer dans des détails qui allongeraient inutilement notre travail, mais c'est l'impression que l'on ressent quand on a lu le livre du Dr Favrot.

Il est un signe de la mort dont nous n'avons pas parlé, celui fourni par le dermoscope. (*La Dermoscopie et le Dermoscope* par le Dr Théodore Bénard, de la Roche-Guyon-Vichy, imprimerie Vexenat).

La dermoscopie ou hygrométrie vitale est la science mathématique du mouvement de transpiration ou de la vie de la peau. C'est au moyen de l'appareil nommé dermoscope, bioscope ou hygrodermomètre, que se prennent les observations nécessaires à l'étude de la sécrétion cutanée ; c'est enfin des résultats fournis par cette étude que se déduisent les formules qui permettent de tirer toutes les conséquences utiles au diagnostic, au pronostic et au traitement des maladies. Le D^r Th. Bénard écrit dans son opuscule sur la dermoscopie, *Le Dermoscope et le signe certain de la mort réelle :*

« Nous ne faisons que mentionner ici cette application de l'état hygrométrique vital après la mort pour reconnaître le signe certain de la mort réelle et éviter les enterrements prématurés. Cette question, dont nous nous occupons déjà depuis fort longtemps, fera plus tard, quand nos observations nous paraîtront assez nombreuses, le sujet d'un travail spécial. Dès maintenant, nous pouvons dire que les faits ont parlé ; la méthode dermoscopique a résolu, de la façon la plus catégorique, cette question si importante du signe certain de la mort réelle. »

Nous avons cité textuellement l'auteur, sans vouloir assumer la responsabilité de ses opinions. Nous croyons, en tous cas, que la putréfaction sera toujours un signe indéniable.

Tout le monde connaît la déclaration de Mgr le cardinal Donnet, archevêque de Bordeaux, au Sénat, dans la séance du 27 février 1866, où il raconte que lui-même avait failli être enterré vivant en 1826. Tout le monde sait encore qu'André Vésale, accusé d'avoir disséqué un gentilhomme encore vivant, fut condamné par l'Inquisition à faire le pèlerinage de Jérusalem, et qu'au retour il fit naufrage sur les côtes de l'île de Zante, où il mourut de faim en 1564.

En Angleterre, d'après le Dr Favrot, on garde les corps trois jours au moins et souvent neuf jours. En France, l'ouvrier, dans les villes comme dans les campagnes, ne manque presque jamais de déclarer le moment de la mort plusieurs heures avant sa réalité. Cette fausse déclaration, très commune, a sa raison d'être dans les motifs suivants :

1° L'impossibilité où il est d'isoler le défunt ;

2° L'impression pénible et inévitable que cause toujours la présence d'un mort dans l'unique et seule chambre où sa famille est obligée de vivre ;

3° Enfin, les dangers qui résultent de la décomposition, laquelle, bien souvent, se développe peu de temps après le décès (Dr Favrot, loc. cit.).

Quoiqu'en ait dit le vicomte de la Guéronnière, dans une discussion au Sénat en avril 1867, les prescriptions de l'article 77 sont insuffisantes et illusoires. On sait que la mort apparente peut durer plusieurs jours. Le délai de vingt-quatre heures, comme le fait très judicieusement remarquer le Dr Favrot, est généralement regardé comme temps *maximum* pendant lequel on peut garder le mort; tandis que dans la pensée du législateur, c'est au contraire le terme *le plus court*. Aussi, beaucoup de personnes, des familles de haute condition même, sont-elles persuadées qu'elles sont passibles de contravention en dépassant ce délai.

Il importe de détruire les préjugés auxquels la loi du 23 prairial an XII, a donné lieu ; à tout prix, il faut empêcher l'empressement déplorable que l'on met à déclarer le décès, empressement qui contraste d'une manière flagrante avec la pensée du législateur.

Dans les campagnes, dit encore le Dr Favrot, la constatation des décès y est en outre laissée à la discrétion de gens sans éducation et quelquefois même intéressés à se débarrasser au plus tôt du mort qui les gêne. L'officier de l'état-civil se contente d'enregistrer leur déclaration, contrairement à l'art. 77 qui l'oblige à s'assurer lui-même de la réalité de la mort.

Enfin, le Dr Favrot termine par les conclusions suivantes, qui nous paraissent sauvegarder les intérêts de la société et des familles. Et remarquons, en passant, que le Dr Favrot se trouve d'accord avec un des hommes les plus compétents, M. Vaftlard, auteur d'un ouvrage important sur les champs de sépulture de la ville de Paris.

« 1° Déclaration du décès faite à la mairie dans la forme exigée par la loi du 23 prairial, an XII.

« 2° Première visite du médecin vérificateur, dans les vingt-quatre heures qui suivront cette déclaration, avec rapport à l'autorité civile.

« 3° Défunt placé, après cette visite, dans une bière découverte et entouré de substances désinfectantes.

« 4° Seconde visite du médecin vérificateur, vingt-quatre heures au moins après la première, avec certificat constatant la réalité de la mort, c'est-à-dire les signes non équivoques de la décomposition.

« 5° Permis d'inhumer accordé seulement après cette seconde visite médicale, c'est-à-dire quarante-huit heures au moins après le décès.

« 6° Dans le cas de décomposition présentant des dangers pour les familles ou pour les habitants, de maladies contagieuses épidémiques ou non épidémiques, l'inhumation pourra avoir lieu dans les vingt-quatre premières heures qui suivront la déclaration du décès. Toutefois le permis d'inhumer ne sera délivré qu'après visite faite par le médecin vérificateur et par le médecin inspecteur, et sur le vu du certificat ou rapport constatant les signes certains de la mort, et signé par ces deux médecins.

« 7° Chambres mortuaires établies en nombre suffisant dans les cimetières existants ou à venir.

« 8° Service médical approprié à ces établissements et comprenant : un médecin inspecteur, des médecins résidants, des aides, des gardiens, les appareils et instruments nécessaires à la constatation de la vie comme de la mort, et aux expertises médico-légales.

« 9° Liberté laissée aux familles de garder le défunt jusqu'au moment de l'inhumation.

« 10° Autorisation accordée, à celles qui en feront la demande, de faire transporter le décédé dans les chambres mortuaires, à leurs frais si elles sont aisées, gratuitement si elles sont indigentes, mais seulement après la première visite du médecin, dûment certifiée.

« 11° Ce transport ne pourra s'effectuer que la nuit et dans une bière découverte (ces transports pourraient être d'une grande utilité en temps d'épidémie, comme moyen propre à éviter la dispersion du fléau et la panique des populations).

« 12° En temps ordinaire, le transport dans les chambres mortuaires sera obligatoire lorsque la présence du mort mettra en danger la vie des personnes qui l'entourent, et, en temps d'épidémies, lorsque la famille s'opposera à l'inhumation exigée par l'article 6.

« 13° Obligation, pour la famille qui gardera le défunt chez elle, d'observer rigoureusement les prescriptions hygiéniques et médico-légales indiquées par l'autorité.

« 14° La famille dont le défunt sera transporté dans les chambres mortuaires, pourra mettre près de lui un gardien à son choix et à ses frais pour le veiller. »

La Ville de Paris possède actuellement ,dix-neuf cimetières qui sont les suivants, et en regard desquels figure le chiffre des inhumations qui y ont été faites dans le courant de l'année 1889 :

Est (ou du Père-Lachaise)	3,672
Nord (ou de Montmartre)	1,440
Sud (ou du Montparnasse)	2,544
Auteuil	82
Bagneux	13,513
Batignolles	1,048
Belleville	42
Bercy	54
Charonne	8
Grenelle	24
Ivry	7,268
A reporter :	29,695

Report :	29,695
La Chapelle.	9
Montmartre (Calvaire)	1
Pantin.	19,593
Passy.	153
Saint-Ouen.	4,582
Saint-Vincent	37
Vaugirard	86
La Villette. . , ...	46
Total :	54,202

Soit une moyenne journalière de 148,75 pour l'ensemble de tous les cimetières parisiens.

Pendant la dernière épidémie d'influenza qui a sévi dans Paris, au mois de décembre 1889, le chiffre maximum des inhumations s'est élevé pour une journée (31 décembre) à 457 personnes.

En ce qui concerne la crémation dans Paris, d'après le rapport de M. Chassaing, conseiller municipal, du 30 janvier au 2 août 1889, treize incinérations ont été effectuées au cimetière de l'Est ou du Père-Lachaise, dans l'ancien appareil (Gorini). La durée moyenne de chaque opération a été de une heure quarante-cinq minutes.

Du 5 août au 31 décembre 1889, avec le nouvel appareil, il y a eu un fonctionnement ininterrompu de cinq mois, soit :

Incinérations demandées par les familles . .	36
Incinérations de bières contenant des débris d'hôpitaux.	483
Incinérations d'embryons	217
Total :	736

Deux bières de débris d'hôpitaux peuvent être brûlées

simultanément avec le nouvel appareil, le temps employé pour cette combustion est de *une heure*, de telle sorte que l'appareil peut actuellement suffire seul à l'incinération de tous ces débris (3,500 environ par an) et à celle des corps amenés au monument crématoire.

La dépense du combustible (bois), évaluée dans l'ancien appareil à 35 francs au moins par opération (y compris le chauffage préalable du foyer) descend, dans le nouveau, basé sur le système Siemens, à 3 francs (y compris l'entretien du feu pendant la nuit). Le combustible employé est du coke. Quant à la durée de l'opération, elle a été réduite de une heure quarante-cinq à une heure environ.

Le procédé n'apporte aucun obstacle à la célébration des cérémonies religieuses de quelque culte que ce soit.

Une notice indiquant les formalités à remplir pour une incinération est remise à toute personne se présentant dans une mairie de Paris pour y faire une déclaration de décès.

Il résulte de l'examen de la liste des incinérations, que le nombre des demandes va sans cesse en croissant, savoir :

> 3 avant la publication du décret du 27 avril 1889.
> 2 en mai.
> 5 en juin.
> 2 en juillet.
> 4 en août.
> 5 en septembre.
> 7 en octobre.
> 9 en novembre.
> 12 en décembre.

Le nouveau tarif des incinérations est ainsi fixé (Délibération du 27 octobre 1889 ; arrêté préfectoral du 30 décembre 1889) :

> 1re et 2e classes . . . . 250 fr.
> 3e classe . . . . 200 fr.
> 4e classe . . . . 150 fr.

5ᵉ classe et corps amenés directement de
    l'extérieur (département de la Seine).   100 fr.
6ᵉ, 7ᵉ, 8ᵉ classes et service ordinaire. . .   50 fr.
Service gratuit. . . . .   Néant.

L'arrêté préfectoral du 27 décembre 1889, qui approuvait le tarif voté par le Conseil municipal, homologuait également une délibération prise le 26 juin 1889, sur la proposition de M. Chassaing, et exemptant :

1° Du paiement de la taxe d'exhumation, les corps exhumés pour être incinérés ;

2° Du paiement de la taxe de transport, les corps amenés de l'extérieur (département de la Seine), à l'appareil crématoire de la ville de Paris.

Ces exemptions se justifient par l'équité. Dans le premier cas, les familles ont dû recourir à l'inhumation, puisque l'incinération n'était pas autorisée au moment du décès ; dans le second cas, les familles n'amènent les corps à Paris pour y être incinérés que parce qu'il n'existe pas d'appareil d'incinération au lieu du décès.

Le Dʳ Favrot, dans ses conclusions, dit : « Paris, la reine des cités, la Babylone moderne, doit donner l'exemple du progrès au monde civilisé. »

Nous pensons, nous, que dans toute la France et dans ses colonies :

Tout décès doit être constaté par un médecin assermenté.

A Paris, le service de la constatation des décès est assuré avec le concours de :

6 médecins-inspecteurs, au traitement annuel de 4,500 francs.

85 médecins de l'état-civil, chargés de la constatation des naissances et des décès à domicile. Ces médecins reçoivent une allocation fixe de 3 francs par visite.

Nous demandons : 1° Que dans la moindre commune de France et dans les colonies, un service semblable soit institué au plus tôt avec la même rémunération plus une indemnité par kilomètre parcouru, tant pour l'aller que pour le retour, en ce qui concerne les campagnes;

2° Que l'on crée dans chaque cimetière des chambres mortuaires, et que dorénavant on ne procéde plus aux inhumations sans avoir constaté la putréfaction, seul signe pathognomonique et accessible à un simple gardien.

On nous alléguera la dépense; mais, on subventionne bien les courses de chevaux, les théâtres, et ces subventions nous paraissent, certes, moins nécessaires que d'empêcher une personne d'être enterrée vivante, et quand ce service ne sauverait, comme nous l'avons dit, qu'un individu sur 100,000, il nous paraîtrait avoir son utilité.

Il nous semble vraiment incroyable que personne ne songe à cette triste réalité de pouvoir être enterré vivant, alors que cette question aurait dû soulever depuis un temps immémorial un *tolle* général. Il n'est jamais trop tard pour bien faire; l'Académie des sciences l'a compris en mettant cette question au concours.

Que la fin du dix-neuvième siècle ait au moins cette gloire, au milieu de tous ses ridicules, d'avoir empêché les inhumations précipitées. Nous nous étonnons que la voix du Dr Th. Bénard n'ait pas trouvé d'écho à l'Académie de médecine.

Le désir exprimé, il y a quelques années, par la Commission impériale de médecine « de la création de locaux destinés à recevoir, peu de temps après la mort, les cadavres des pauvres dont la famille n'a souvent qu'une seule chambre étroite pour habitation, » prouveque de puis longtemps déjà on a reconnu la nécessité des chambres mortuaires comme celles qui existent en Allemagne. C'est un bienfait d'utilité générale applicable aux riches comme aux pauvres. Aussi demandons-nous, avec le Dr Favrot, que les familles soient libres de garder le corps ou de le faire transporter dans les chambres mortuaires, mais surtout qu'en aucun cas le permis d'inhumer ne soit délivré qu'après la constatation médicale des signes de la putréfaction.

On sait, dit le Dr Favrot, combien il est difficile de faire adopter à des gens illettrés, égoïstes et peu enclins à se vouer au bien général, tout ce qui vient à l'encontre de leurs habitudes ou de la routine; il importe donc que les conseils généraux et d'arrondissement facilitent aux communes pauvres les immenses avantages qui doivent résulter de la création de ce service pour les populations.

Le Dr Favrot dit encore : « Sous ces divers points de vue, la population parisienne a pu se convaincre, par la discussion qui a eu lieu au Sénat, en avril 1867, qu'elle pouvait avoir confiance entière en ceux qui ont charge et mission de veiller à ses intérêts. »

Nous trouvons, nous, que depuis cette époque la question n'a pas fait un pas en avant et que depuis 1867 on court toujours le risque d'être enterré vivant.

Pour faire comprendre combien la réalité de la mort est, dans certaines circonstances, difficile à établir, le Dr Favrot cite les cas suivants : la syncope, l'hémorrhagie cérébrale (ou apoplexie), la léthargie, les convulsions, l'épilepsie, etc., les commotions, suites de coups ou de chutes violentes, un froid très vif, une excessive chaleur, l'asphyxie par submersion, par pendaison, par les gaz provenant des fosses d'aisance, des égouts, des cuves, des mines, etc., etc.

Les pratiques usitées chez certains peuples, après la mort, ablutions, lavages, frictions, conclamations, la toilette funèbre elle-même, l'exposition publique des morts, ne pouvaient que contribuer à réveiller celui qui n'aurait été qu'en léthargie, ou donnaient le temps de reconnaître les plus légers signes de vie qui auraient pu se manifester dans les cas de mort apparente ; aussi, ne trouve-t-on dans l'histoire de ces peuples aucun exemple de personnes brûlées ou enterrées vivantes. Tandis qu'en France, de Langle l'a dit, pour peu que vous dormiez trop long-temps, on vous enterre.

L'homme le plus à même de connaître comment se pratiquent les inhumations à Paris, M. Vafflard, dit : « Si nous sommes toujours surpris de la rapidité avec laquelle les inhumations sont exécutées, c'est avec un douloureux étonnement aussi que nous voyons les familles souscrire à une précipitation que la loi a voulu interdire. Il arrive tous les jours que pour un décès déclaré à neuf heures du matin, l'inhumation est indiquée pour le lendemain à la même heure, c'est-à-dire, dans beaucoup de cas, à peine vingt-quatre heures après la mort présumée. Nous vou-drions qu'une première visite du médecin constatant fût faite le jour même de la déclaration de décès ; qu'une deuxième visite eût lieu le lendemain du jour de cette dé-claration et qu'alors seulement le médecin délivrât un certificat sur la vue duquel l'officier de l'état-civil indi-querait le jour de l'inhumation. »

Enfin, pour remédier aux graves inconvénients de la décomposition cadavérique souvent très rapide, M. Vaf-flard propose de porter la bière au domicile du défunt le lendemain du jour de la déclaration et d'y placer le corps, visage découvert, jusqu'au jour fixé pour l'inhumation et en prenant les mesures préservatrices que l'autorité elle-même se chargerait d'indiquer.

Pour nous, le moyen de remédier aux graves inconvé-nients de la décomposition à domicile, serait de créer des chambres mortuaires dans chacun des cimetières existants ou à venir ; enfin d'avoir recours à la crémation qui ne paraît contraire ni à l'esprit de la Genèse, ni à l'esprit du Christianisme. Le point de vue religieux, d'ailleurs, nous paraît avoir été mis de côté par le législateur, quand il a rétabli le divorce, car Jésus a dit : « Que l'homme ne sépare point ceux que Dieu a unis. »

Au point de vue de la justice, la crémation, en réduisant en cendres les dépouilles de l'homme, peu après la mort, détruit les éléments matériels que tôt ou tard l'exhumation permet de réunir et d'apporter comme preuve irrécusable de culpabilité au criminel; c'est là le plus grave reproche que l'on puisse adresser à la crémation, si salutaire au point de vue de l'hygiène en ce sens qu'elle nous met à l'abri des grands inconvénients de la dissolution des corps, nous débarrasse des cimetières dont l'infection a soulevé de tout temps de justes plaintes, enfin rend à l'agriculture et à l'industrie de vastes terrains.

N'oublions pas de dire qu'un examen tout particulier doit être fait lors des décès des enfants nouveau-nés, à l'effet de rechercher si la mort ne serait pas le résultat d'un crime.

Qu'on veuille bien nous permettre, en terminant notre travail, de dire quelques mots sur une question qui est souvent posée au médecin légiste : « à quelle époque remonte la mort? » Le médecin est quelquefois très embarrassé pour répondre, et il doit souvent faire appel à toutes les ressources de son intelligence. Le Dr Bergeret, en empruntant les lumières de l'histoire naturelle, parvint à résoudre cette question dans un cas d'infanticide. Le 22 mars 1850, on trouva, en réparant une cheminée, le cadavre d'un enfant nouveau-né qui avait été introduit par une ouverture pratiquée en déplaçant des briques. Comme on ne faisait pas de feu depuis longtemps dans la cheminée, le petit cadavre n'avait pas été desséché par la chaleur, mais il avait été momifié, parce qu'il avait été renfermé dans un espace étroit où l'air ne se renouvelait pas.

Le Dr Bergeret, après s'être bien rendu compte de l'ordre dans lequel s'opèrent les métamorphoses des insectes et du temps qu'elles exigent, en déduisit les conclusions suivantes : Les œufs dont l'éclosion a engendré les larves trouvées dans le corps en mai 1850, ont dû y être déposés dans le courant de l'été en 1849; le dépôt du cadavre remonte donc au moins à cette époque. Mais, outre ces larves vivantes, le cadavre renferme beaucoup de coques de nymphes, d'où sont sorties ces larves; ces nymphes ont dû elles-mêmes être précédées de larves, qui avaient passé dans le cadavre l'hiver de 1848 à 1849 et qui provenaient d'une ponte effectuée en 1848. La mort remonte donc au moins à cette dernière époque.

Peut-elle remonter plus haut? Non, car la mouche dont les nymphes remplissaient le cadavre est la mouche carnassière, mouche vivipare qui dépose ses larves dans les chairs encore récentes et avant leur dessiccation. Il est donc certain que les larves qui ont produit les nymphes ont été pondues peu de temps après le dépôt du cadavre, et que ce doit être en 1848.

Nous avons donné plus haut les diverses modifications dans l'état du sang qui, pour les professeurs Feltz et Tourdes, sont des indices de la date de la mort; nous n'y reviendrons pas ici, et nous renvoyons également le lecteur à ce que nous avons dit sur la rigidité cadavérique et sur la putréfaction.

Au début de notre travail, nous avons fait observer que souvent on trouvait dans les feuilles publiques des plaintes contre des inhumations précipitées, dont l'authenticité pouvait être souvent mise en doute. Ce qu'il faut savoir, c'est qu'il y a environ 120 litres d'air dans une bière, ce qui représente en tout cas quarante à soixante minutes de respiration, et qu'il y a eu des gens enterrés vivants, tels: François de Civille, gentilhomme normand, « trois fois mort, trois fois enterré, et par la grâce de Dieu, trois fois ressuscité », comme il se qualifiait lui-même.

Enfin, la déclaration de Mgr Donnet, faite au Sénat, ne laisse aucun doute sur la possibilité des inhumations précipitées.

FIN

www.ingramcontent.com/pod-product-compliance
Ingram Content Group UK Ltd.
Pitfield, Milton Keynes, MK11 3LW, UK
UKHW021010120726
13693UKWH00004B/1893